TRAITEMENT

DES

MALADIES DU CŒUR

PAR LES

COURANTS DE HAUTE FRÉQUENCE

PAR

Le Dr BONNEFOY (DE CANNES)

MÉDECIN EN CHEF HONORAIRE DE L'HOSPICE NATIONAL
DES QUINZE-VINGTS
LAURÉAT DE L'ACADÉMIE DE MÉDECINE

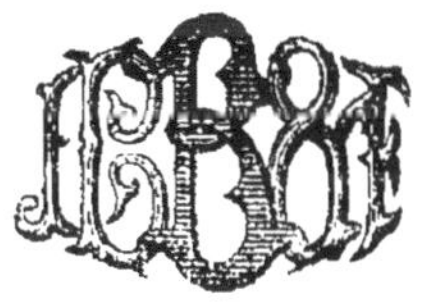

PARIS
LIBRAIRIE J.-B. BAILLIÈRE ET FILS
19, RUE HAUTEFEUILLE, 19

—

1912

TRAITEMENT

DES

MALADIES DU CŒUR

PAR LES

COURANTS DE HAUTE FRÉQUENCE

TRAITEMENT

DES

MALADIES DU CŒUR

PAR LES

COURANTS DE HAUTE FRÉQUENCE

PAR

Le Dr BONNEFOY (DE CANNES)
MÉDECIN EN CHEF HONORAIRE DE L'HOSPICE NATIONAL
DES QUINZE-VINGTS
LAURÉAT DE L'ACADÉMIE DE MÉDECINE

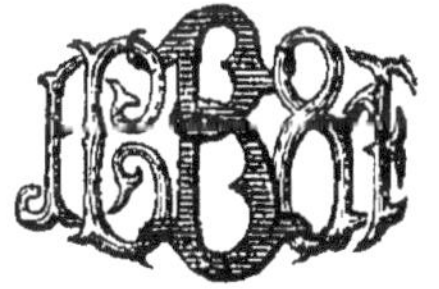

PARIS
LIBRAIRIE J.-B. BAILLIÈRE ET FILS
19, RUE HAUTEFEUILLE, 19

—

1912

TRAITEMENT

DES

MALADIES DU CŒUR

PAR LES

COURANTS DE HAUTE FRÉQUENCE

Les premières applications physiologiques et cliniques des courants de haute fréquence avaient démontré que ces courants déterminaient une augmentation de l'activité circulatoire du sang, augmentation qui se manifestait par une élévation de la chaleur périphérique.

Ce phénomène se produisait, non seulement lorsqu'on les appliquait au moyen du grand solénoïde (autoconduction), mais aussi et surtout lorsque le sujet était étendu sur le lit condensateur (autocondensation).

On en avait conclu que ces courants agissaient comme excitants du cœur, et que c'était grâce à cette excitation que l'activité circulatoire se trouvait ainsi augmentée. Aussi était-il expressément recommandé de bien se rendre compte de l'état du cœur avant de les appliquer, et de s'en abstenir de la façon la plus absolue si cet organe présentait le moindre signe pathologique.

Une étude plus approfondie de l'action physiologique des courants de haute fréquence nous a permis de constater que, loin d'exciter le cœur, ils exerçaient au contraire sur cet organe une action essentiellement sédative.

Pour bien comprendre cette action physiologique sur la circulation, il est indispensable de connaître comment se fait cette circulation, et quelles sont les forces qui y président.

Le sang est contenu dans un double système de canaux, les artères et les veines, qui communiquent entre eux par l'intermédiaire d'un réseau de vaisseaux appelés *capillaires*.

Les capillaires sont les véritables vaisseaux ; ce sont eux qui accomplissent la grande action vitale ; ils donnent et ils prennent les éléments du sang. Le cœur, les artères, les veines ont un rôle purement mécanique, ils véhiculent le sang se rendant aux capillaires ou en revenant : les capillaires ont un rôle primordial, non seulement ils laissent passer, transsuder le liquide nourricier, mais ils prennent aussi certains éléments dont le sang a besoin, et à leur niveau les tissus font leur choix parmi les éléments sanguins.

Comment et en vertu de quelles forces le sang arrive-t-il dans le réseau capillaire ? La principale, sinon l'unique force est celle qui résulte de la contraction du cœur. Sous cette impulsion le sang est lancé dans les artères avec une vitesse primordiale très grande ; mais, à mesure que les artères se ramifient en se rétrécissant, la circulation se ralentit de plus en plus, au point que, d'après certains physiologistes, elle s'arrêterait complètement avant d'atteindre les capillaires si une force nouvelle ne venait s'ajouter à l'impulsion cardiaque.

Onimus et Legros (1) pensent, en effet, que l'impulsion cardiaque n'est pas la seule force qui préside à la circulation du sang dans les petites artères ; celles-ci jouissent aussi d'une contractilité spéciale qu'ils ont comparée et assimilée aux contractions péristaltiques de l'intestin, et au moyen de laquelle la circulation se trouve assurée dans les petits vaisseaux. En un

(1) Onimus et Legros, *Traité d'Electricité médicale*, 1872.

mot, l'action impulsive du cœur ne se fait sentir que sur les artères grosses et moyennes, pour diminuer et cesser même presque complètement lorsque le sang arrive dans les artérioles ; et c'est à ce moment qu'interviennent ces mouvements péristaltiques ou vermiculaires, grâce auxquels la progression du sang se continue à travers les vaisseaux capillaires.

Ces auteurs ont étayé cette théorie sur de nombreuses observations en examinant au microscope le cours du sang dans les petites artères d'animaux dont ils avaient, au préalable, lié l'aorte ou l'artère principale se rendant au membre en expérience. Ils ont vu la circulation persister parfois pendant plusieurs minutes, grâce aux contractions propres des vaisseaux situés au-dessous de la ligature.

Dans ce cas, le péristaltisme des artères aurait pour effet de faire pénétrer le sang dans les plus fins réseaux capillaires.

Une expérience que nous avons faite nous-même, en collaboration avec notre maître, M. Onimus, dans le service de Charcot, à la Salpêtrière, expérience que nous avons relatée à cette époque (1), nous a paru confirmer cette opinion.

(1) E. Bonnefoy, Observation d'un cas d'amaurose hystérique (*Mouvement médical*, mai 1874).

Au moyen d'un ophtalmoscope fixe et après avoir, au préalable, dilaté par une goutte de solution d'atropine la pupille d'une malade du service, nous avons pu constater que, pendant que M. ONIMUS électrisait le grand sympathique en faisant passer un courant continu d'un côté à l'autre du cou, au niveau des ganglions cervicaux supérieurs, on voyait, au bout d'un certain moment, les artères de la rétine se gonfler et se rétrécir successivement et lentement, comme si elles étaient animées d'un mouvement péristaltique. CHARCOT, qui assistait à notre expérience, a reconnu lui-même, à plusieurs reprises, l'existence de ces mouvements.

Malgré ces expériences, la théorie du péristaltisme est aujourd'hui abandonnée par la plupart des physiologistes, qui se sont rangés à celle de SCHIFF, ainsi que nous le verrons plus loin.

Comment expliquer ces contradictions?

C'est que ONIMUS et LEGROS, en excitant le grand sympathique, et, par conséquent, ses ramifications vaso-motrices, ont pensé, et nous avons pensé comme eux, que la dilatation et le rétrécissement des vaisseaux provoqués par cette excitation constituaient un phénomène physiologique normal, mais seulement exagéré et rendu plus apparent par l'action du courant continu. Or, c'était là une erreur d'interprétation : les mouvements vermiculaires existaient bien en réalité, mais ils n'existaient qu'accidentellement, provoqués par l'excitation, ou traumatique, ou électrique.

Cette théorie du péristaltisme ne répond pas, en effet, aux données anatomiques et physiologiques exposées depuis par Vulpian, Schiff, Claude Bernard et enfin par Mathias Duval, dans sa magistrale étude des nerfs vaso-moteurs.

Nous nous sommes rallié à la théorie émise par ces auteurs avec d'autant plus de conviction qu'elle nous permet d'interpréter avec plus de facilité l'action exercée par les courants de haute fréquence sur la circulation du sang.

« Il n'y a pour le sang, dit Mathias Duval, d'autre force impulsive que celle du cœur. Cet organe central lance dans toutes les parties le torrent circulatoire avec la même force ; mais les résistances que ce torrent rencontre dans chaque département vasculaire sont différentes selon l'état des vaisseaux régis par les vaso-moteurs. »

On a donné le nom de nerfs vaso-moteurs aux branches nerveuses du grand sympathique qui se distribuent dans la tunique musculaire des vaisseaux sanguins. Ce sont ces nerfs qui règlent la circulation du sang, présidant soit à leur dilatation soit à leur contraction, d'où division de ces nerfs en *Vaso-Dilatateurs* et en *Vaso-Constricteurs*.

Çet antagonisme entre ces deux sortes de nerfs n'est pas purement théorique, car il a été démontré expérimentalement que, si l'on sectionne les filets dilatateurs, les vaisseaux se contractent, et qu'ils se dilatent, au contraire, si l'on sectionne les filets constricteurs.

Les artères sont habituellement dans un état intermédiaire entre la contraction et le relâchement, c'est ce qu'on a désigné sous le nom *d'état tonique*. Mais cette demi-contraction n'est pas fixe : la moindre excitation, soit directe, soit réflexe, vient interrompre cet équilibre, et il en résulte dans la circulation des modifications dues à la plus ou moins grande résistance que les vaisseaux opposent au cours du sang.

Mais ces dilatations ou contractions des vaisseaux ne constituent pas des mouvements péristaltiques réguliers, puisque ceux-ci sont provoqués par toutes sortes d'excitations, telles que la lumière, le froid, le chaud, les traumatismes, etc..., et qu'ils ne se manifestent pas si ces excitations viennent à faire défaut.

L'augmentation du tonus vasculaire, en amenant la constriction des vaisseaux, aura donc pour effet de diminuer l'afflux du sang, tandis que leur dilatation l'augmentera ; et suivant que cet afflux sera augmenté ou diminué, la nutrition locale subira soit une exagération, soit un ralentissement, proportionnels à l'intensité et à la durée de ces modifications.

Le système nerveux vaso-moteur n'agit donc sur la nutrition que par l'intermédiaire de la circulation : les vasodilatateurs, dits aussi calorifères, exagèrent, par leur entrée en action, les oxydations des principes constituants des tissus ; ils amènent la dénutrition en activant les métamorphoses par lesquelles les éléments anatomiques transforment les matériaux que la nutrition a accumulés en eux.

Les vaso-constricteurs, au contraire, président à la nutrition ; ce sont les nerfs frigorifiques sous l'influence desquels la température s'abaisse, en même temps que les phénomènes d'oxydation se trouvent arrêtés ou ralentis.

Cette influence des nerfs vaso-moteurs sur la chaleur du corps n'est pas seulement due à leur action sur la nutrition en favorisant ou en ralentissant les phénomènes chimiques qui produisent, en partie, cette chaleur ; il faut aussi tenir compte de leur action mécanique sur les vaisseaux. La température du sang est, en effet, plus élevée si on la prend sur un point plus rapproché du cœur ; puis, à mesure qu'il s'éloigne de cet organe, le sang se refroidit, et cela d'autant plus rapidement qu'il éprouvera plus de résistance dans son parcours. Donc les vaso-constricteurs, en augmentant cette résistance, contribueront à l'abaissement de la température tandis que les vaso-dilatateurs l'élèveront en permettant au sang de pénétrer plus promptement et en plus grande quantité dans les vaisseaux.

Ainsi que nous l'avons dit, les causes qui modifient l'état tonique des vaisseaux sont nombreuses, et elles peuvent être d'ordre physique ou d'ordre psychique.

Parmi les causes physiques, nous citerons d'abord le froid qui, en paralysant les nerfs vaso-dilatateurs, augmente par cela même l'action des vaso-constricteurs. On voit alors la peau pâlir ; ses vaisseaux se resserrent et opposent un obstacle énergique à la circulation cutanée. Les veines ne ramènent donc de la surface du corps qu'une certaine proportion de sang refroidi. Si cette proportion est faible, le sang, se mélangeant bientôt avec celui des organes plus profondément situés, n'y détermine, en raison même de cette faible quantité, qu'un abaissement de température insignifiant, comparé à celui produit dans les conditions ordinaires par le sang qui revient des mêmes vaisseaux cutanés.

Mais, si cette proportion de sang refroidi est plus considérable, et surtout si elle persiste longtemps, on ne tarde pas à constater, en outre des désordres cutanés provoqués par l'intensité et la durée persistante du froid, des désordres plus ou moins accentués dans les organes internes.

L'action de la chaleur sur la circulation cutanée est tout à fait opposée à celle du froid, puisque, au lieu d'amener la constriction des vaisseaux, elle détermine leur dilatation. Cette dilatation est due à l'irritation directe des nerfs vaso-dilatateurs et non uniquement à la paralysie des nerfs vaso-constricteurs.

Nous avons dit que des excitations d'ordre purement psychique peuvent également modifier l'état tonique des vaisseaux. Les passions, la frayeur, la colère, une émotion violente déterminent, non seulement sur la peau de la face, mais même sur toute la surface cutanée, des modifications de cet état. Si l'excitation est de faible intensité, elle provoquera de la rougeur, et ce sont alors les vaso-dilatateurs qui entrent en jeu. Mais si l'excitation est plus intense, c'est la pâleur que l'on observera, pâleur due au resserrement des vaisseaux, soit par suite de la paralysie des vaso-dilatateurs, soit par l'excitation des vaso-constricteurs. La tension du sang dans ces vaisseaux se trouve alors considérablement augmentée au point d'en amener parfois la rupture, surtout lorsque leurs parois sont altérées, sclérosées, d'où ces morts subites survenant sous l'influence de fortes émotions.

Les modifications dans l'état tonique des vaisseaux à la suite d'émotions sont généralement de très courte durée ; mais il est des cas toutefois où elles se prolongent pendant un temps assez long pour amener des troubles persistants de la circulation. Nous avons vu une de nos malades conserver pendant plusieurs jours de la pâleur du visage et une sensation générale de froid provoquées par l'émotion due au retour de sa fille qu'elle n'avait pas vue depuis un certain nombre d'années.

Les modifications du tonus vasculaire et les états divers qui peuvent résulter de sa lutte contre l'impulsion cardiaque doivent donc se traduire par des changements dans la pression et la vitesse du sang, d'abord dans le département vasculaire où a lieu une modification locale vaso-motrice, et ensuite, par une sorte d'écho, dans l'ensemble de l'appareil circulatoire; à condition que le département vasculaire modifié soit assez étendu pour que son état local retentisse sur le reste de l'arbre sanguin. Si, au contraire, la constriction des vaisseaux, au lieu d'être passagère et accidentelle, comme dans les cas dont nous venons de parler, devient persistante sous l'influence de causes morbides que nous étudierons plus tard, il surviendra alors cet état pathologique que l'on a désigné sous le nom d'hypertension artérielle.

Il est aisé de comprendre, en effet, que, le calibre des artérioles ayant diminué, d'une part la moins grande quantité de sang qui est contenue dans ces vaisseaux, et, d'autre part, la résistance qu'ils opposent à l'action cardiaque feront que ce même sang restera en grande partie confiné dans les grosses et moyennes artères. L'augmentation de la quantité du sang contenu dans ces dernières se traduira par une grande dilatation de leurs parois dont il sera facile de mesurer le degré de tension au moyen du sphygmomanomètre.

C'est alors que le cœur, afin de surmonter la résistance plus grande des petits vaisseaux, fera des efforts de contraction d'autant plus considérables que cette résistance sera plus grande ; et ces efforts se traduiront, non seulement par l'augmentation de la tension artérielle, mais aussi par des palpitations et par de l'oppression due aux troubles de la circulation du sang dans les poumons.

Et, à la longue, le cœur lui-même se trouvera augmenté de volume par suite de cet effort constant et soutenu ; ses orifices pourront même se dilater, et les valvules, insuffisantes désormais pour en faire l'occlusion complète, laisseront filtrer à chaque contraction une certaine quantité de sang, ce que l'on constatera par le bruit de souffle plus ou moins accusé qui se produira à leur niveau.

Mais, nous le répétons, l'hypertension artérielle ne surviendra que si l'exagération de l'état tonique des vaisseaux, c'est-à-dire leur diminution de calibre, se manifeste d'une façon générale sur toutes les parties du corps, ou au moins sur une étendue considérable.

Si, au contraire, la contraction des vaisseaux est limitée à des parties restreintes du corps, comme dans la gangrène sèche des vieillards, dans la maladie de Raynaud, dans la sclérodactylie, etc., les troubles trophiques locaux ne sauraient avoir un retentissement sur la circulation générale en déterminant l'hypertension artérielle; et il n'est pas rare alors de constater, au contraire, chez ces malades, de l'hypotension, signe pathognomonique d'un état de débilité générale.

Il est d'autres cas, enfin, où, malgré la paralysie des vaso-dilatateurs, alors que, par conséquent, les artérioles, étant dans un état de contraction permanente, ne reçoivent qu'une quantité insuffisante de sang, on constate néanmoins de l'hypotension, tandis que, théoriquement, c'est de l'hypertension qui devrait exister. Mais il faut remarquer que si l'hypertension est due à la contraction des artérioles, elle est aussi provoquée par la force d'impulsion du cœur, et si celui-ci, pour une cause ou pour une autre, se trouve déprimé au point de ne donner que des contractions faibles et lentes, la tension artérielle du sang se trouvera diminuée de ce fait, et il surviendra de l'hypotension. « Il semble que, dans certains cas, le cœur impuissant, malgré tous ses efforts, à assurer la circulation, se fatigue de plus en plus, au point de ne plus se contracter que faiblement, et alors à l'hypertension initiale succède une hypotension en rapport avec cet affaiblissement du cœur (1). »

(1) Dr E. Bonnefoy, Lettre ouverte au Président de la *British*

Dans ces cas, ce n'est plus de la pâleur des tissus que l'on observe, mais, au contraire, une cyanose plus ou moins prononcée, surtout à la face et aux mains, et due à ce que, la circulation générale se trouvant ralentie par suite de l'insuffisance du cœur, la circulation veineuse, elle aussi, participe à ce ralentissement, et l'hématose ne se fait que très imparfaitement.

Ce sont ces considérations générales qui nous ont amené à appliquer les courants de haute fréquence, non seulement dans les maladies ayant leur origine dans le ralentissement de la nutrition, mais aussi dans le traitement des maladies du cœur.

Dès 1904, nous avons publié, dans les *Annales d'Electrobiologie*, un certain nombre de faits cliniques qui nous ont permis de conclure que ces courants n'ont, sur la circulation centrale et sur le cœur, qu'une action indirecte, tandis qu'ils agissent directement sur la circulation périphérique par leur action spéciale sur le système vaso-moteur.

Dans notre travail présenté au congrès de Barcelone (1), nous avons aussi démontré que cette

electrotherapeutic Society. Sur l'action physiologique et thérapeutique des courants de haute fréquence (*Bulletin Officiel de la Société Française d'électrothérapie*, janvier 1906).

(1) Action des courants de haute fréquence appliqués au moyen

action était essentiellement physiologique, et qu'elle n'a rien de commun avec le phénomène physique que l'école allemande a désigné sous les noms de diathermie ou de thermo-pénétration.

Dans ce dernier cas il y a bien, en effet, augmentation de la thermalité en vertu de la loi de Joule, mais cette thermalité n'intéresse que les régions situées entre les deux électrodes ; et il est nécessaire dans ce cas d'employer des courants beaucoup plus intenses.

De plus, il résulte de leur application des modifications dans les tissus telles, qu'elles peuvent aller jusqu'à la coagulation de l'albumine, et même jusqu'à la gangrène.

Au contraire, les courants de haute fréquence, tels que nous les appliquons sur le lit condensateur, s'ils sont de voltage élevé, sont de faible intensité ; nous ne dépassons jamais 5 à 600 milliampères, et il est bien certain, ainsi du reste que nos expériences l'ont établi, que leur intensité est bien trop faible pour déterminer dans les tissus une élévation de température en vertu de la loi de Joule.

Et, cependant, ainsi que nous l'avons dit, cette élévation de température est manifeste,

du lit condensateur sur la circulation et sur la température du corps (*Congrès international d'Electrothérapie*, Barcelone, 1910).

mais elle ne se produit que progressivement. D'abord limitée aux mains et aux avant-bras, elle s'étend successivement aux épaules, au tronc et aux membres inférieurs, mais seulement après un nombre souvent considérable de séances. Et une fois que cette sensation générale de chaleur a été obtenue, elle reste acquise, c'est-à-dire que si le malade se met sur le lit condensateur non seulement plusieurs semaines après, mais même plusieurs mois, plusieurs années, la sensation de chaleur se produit dès la première ou la seconde séance, et nous avons cité le cas d'une dame américaine que nous avions soignée pour des manifestations goutteuses pendant quelques semaines, et qui, prise de nouveaux accidents 5 ans plus tard, était venue se soumettre au traitement qui lui avait si bien réussi ; dès la première séance, elle avait éprouvé une sensation de chaleur très manifeste, alors que, lors du premier traitement, cette sensation de chaleur ne s'était produite qu'après une quarantaine de séances.

Cette chaleur n'est donc pas d'ordre physique, puisqu'elle s'étend sur tout le corps, et qu'elle n'est nullement limitée à la région traversée par le courant, mais bien due à une action physiologique. Elle est, du reste, extrêmement modérée, ne dépassant la normale que de quelques dixièmes de degrés, et, par conséquent, elle ne saurait avoir aucune influence sur l'état constitutif des tissus.

Les courants de haute fréquence n'élèvent donc pas, à proprement parler, la température du corps, mais ils la relèvent alors qu'elle est abaissée par suite du ralentissement de la circulation capillaire : ils sont donc bien essentiellement les régulateurs de la circulation.

Ceci admis, il devenait donc évident que les maladies du cœur, loin d'être une contre-indication à l'emploi des courants de haute fréquence, devaient, au contraire, plus que toute autre affection, en bénéficier, et nos premières expériences, faites d'abord avec toute l'attention désirable et les plus grandes précautions, sont bientôt venues nous confirmer dans cette manière de voir.

L'objet de ce travail est de faire ici l'exposé des résultats cliniques que nous avons pu observer. Ces observations sont déjà nombreuses ; elles dépassent le chiffre de 50, et toutes nous ont donné les plus grandes satisfactions.

Il serait toutefois par trop fastidieux de les rapporter toutes ; nous nous contenterons d'en signaler quelques-unes des plus typiques, concernant les affections cardiaques diverses auxquelles nous avons eu l'occasion d'appliquer notre traitement.

Hypertrophie cardiaque.

Observation I. — Madame L..., âgée de 42 ans, nous fut adressée par le docteur Bousquet, d'Antibes, le 2 avril 1908.

Elle accusait des céphalées fréquentes avec bourdonnements, palpitations, oppression, insomnie. La face était rouge, les extrémités cyanosées et froides.

La région précordiale présentait une voussure assez marquée, et l'aire de matité était un peu augmentée. A la palpation on percevait un choc énergique sur la paroi, surtout au premier temps. Pas de bruit de souffle.

Nous fîmes des séances quotidiennes pendant les mois d'avril et de mai, en tout 55. La malade éprouva un réel soulagement dès les premières séances, et l'amélioration s'accentua de plus en plus, au point que, à la fin mai, la respiration était devenue facile, les céphalées avaient presque complètement disparu, les palpitations étaient beaucoup plus rares et moins intenses.

Cette malade vint nous revoir un an après, le 6 mai. L'année s'était bien passée, mais depuis quelque temps les palpitations et les battements du cœur semblaient revenir. Il suffit d'une douzaine de séances pour faire disparaître ces phénomènes, et depuis nous n'avons plus revu la malade.

Observation II. — Madame H..., âgée de 65 ans,

se présenta à notre cabinet le 21 janvier 1909, envoyée par le docteur Crowe, de Londres, pour des troubles de la circulation s'accompagnant de douleurs et gonflement aux mains, aux genoux et aux chevilles.

A l'âge de 34 ans cette malade fut prise, en même temps que de rhumatisme articulaire, d'une aphonie qui dura pendant 4 mois. Ce même phénomène se reproduisit 20 ans après dans les mêmes conditions, et il persista pendant 5 mois. Enfin il y avait 2 mois, à la suite d'une grippe, l'aphonie était encore survenue en même temps que les douleurs rhumatismales, et la malade avait la plus grande peine à se faire entendre.

Le cœur était le siège de contractions énergiques, sans souffles, sans voussure de la paroi précordiale, mais il y avait de l'insomnie et les extrémités étaient froides et cyanosées.

Le traitement par le lit condensateur est appliqué à peu près quotidiennement, soit une cinquantaine de séances du 21 janvier au 14 mars.

Dès les premières séances, la voix était revenue et les douleurs rhumatismales avaient cessé. La circulation était meilleure ; la cyanose des extrémités ainsi que la sensation de froid avaient disparu et les contractions cardiaques perdirent progressivement de leur intensité ; enfin la malade pouvait dormir pendant plusieurs heures consécutives.

Endocardite.

Observation I. — Madame L. M..., âgée de 56 ans,

nous fut adressée par notre ami, le Dr Rondeau, le 10 février 1910, et nous ne saurions mieux faire que transcrire ici la note que, sur notre demande, notre confrère a bien voulu nous fournir :

« Madame L. M... m'a consulté à titre d'ami en janvier 1910 ; à l'âge de 30 ans elle fut prise d'une violente crise de rhumatisme (c'est l'expression de la malade) qui dura un mois et provoqua une grande difficulté respiratoire. A la suite de cette crise, les règles furent suspendues et on crut par erreur à une grossesse.

Les règles ne reparurent qu'au bout de 7 ans environ, mais très peu abondantes et à intervalles de plus en plus espacés.

Vers l'âge de 43 ans elles cessèrent définitivement, et il survint une tumeur du sein gauche, dont on fit l'ablation totale. Il est à présumer qu'il s'était agi d'une tumeur bénigne, car depuis cette époque il n'est survenu aucune récidive.

Lorsqu'elle m'a consulté, en janvier 1910, Mme L.-M. qui, tous les hivers, était grippée presque sans interruption, avait la face bouffie, les lèvres cyanosées ; elle ne pouvait faire la moindre course ni monter un escalier sans ressentir une grande fatigue et un fort essoufflement. Les nuits étaient particulièrement pénibles, la position horizontale difficile à garder, et, par moments, il survenait de violentes palpitations avec véritables angoisses. « On aurait dit (c'est la malade qui parle) que le cœur s'arrêtait de battre. »

Et, de fait, j'ai été moi-même stupéfait, en prenant le pouls et en appliquant l'oreille sur la poitrine, du nombre des irrégularités, des faux pas du cœur. C'était, par moments, un silence impressionnant.

Des montées de chaleur, accompagnées de sueurs de la face et parfois de la poitrine, se produisaient très fréquemment.

Sans me permettre un diagnostic précis en ce qui concerne les causes, j'ai cependant conclu à une tension sanguine excessive, soumettant le cœur à des efforts exagérés et c'est en raison de ces phénomènes que je vous ai adressé cette malade.

Je m'en félicite chaque jour, car elle ne cesse elle-même de me remercier, et, réellement, elle est complètement transformée : plus de troubles circulatoires, plus d'essoufflement. La malade marche, monte, descend sans la moindre fatigue. Alors que, auparavant, elle ne cessait de s'enrhumer, c'est à peine si aujourd'hui elle tousse de temps en temps, et même alors la circulation et la respiration restent bonnes.

Elle a complètement repris la vie active, et elle fait, sans crainte et sans fatigue, de longs voyages.

C'est là une cure dont vous avez lieu d'être fier, et au sujet de laquelle je suis heureux de vous exprimer mes félicitations et mes remerciements. »

Lorsque cette malade vint nous trouver, sa tension artérielle était de 23 centimètres. Nous fîmes d'abord des séances quotidiennes pendant le mois de février, au bout duquel, une amélioration notable étant survenue, nous espaçâmes les séances : trois par semaine pendant le mois de mars, une tous les trois jours pendant le mois d'avril, enfin une par semaine pendant le mois de mai.

La malade revint au mois de novembre suivant, ne présentant plus qu'une tension radiale de 19 cm. Nous fîmes une douzaine de séances dans le cours de ce mois, et la tension tomba à 17. A partir de ce moment, il n'y eut plus qu'une ou deux séances par semaine, la malade se sentant aussi bien que possible. Elle est revenue cette dernière saison dans un excellent état, nous assurant qu'elle ne s'était jamais sentie aussi bien portante depuis ses jeunes années. Elle a tenu cependant à faire quelques séances, environ 3 par mois, soit 18 pendant toute la durée de la saison, et elle est retournée en Bretagne, son pays d'origine, dans les meilleures conditions de santé que l'on puisse désirer.

Dilatation cardiaque.

Observation I. — Nous avons publié, en 1904, l'observation d'une malade, Mme B..., qui nous avait été adressée par le Dr Bright.

Cette personne, âgée de 60 ans, souffrait depuis plus de 15 ans de catarrhe bronchique et d'emphysème pulmonaire, qui avaient peu à peu déterminé de la dilatation du cœur droit.

A l'auscultation, on constatait que les bruits du cœur étaient affaiblis et diffus, surtout les premiers; enfin on entendait un léger souffle systolique à la pointe, et de temps à autre un bruit de galop. La respiration était pénible, parfois angoissante, au point que la malade était dans l'impossibilité de garder la position horizontale, et passait fréquemment des nuits entières assise dans un fauteuil. Enfin le foie était sensible et volumineux.

Au bout d'une dizaine de séances quotidiennes, une grande amélioration s'était déjà manifestée, la toux et l'oppression avaient complètement disparu. Le traitement fut continué par des séances de plus en plus espacées jusqu'à la fin de la saison, en tout 70 séances.

Il n'y eut plus de crise d'asthme, plus d'oppression, plus de râles dans la poitrine, plus d'insomnie. et la malade put dès lors faire sans fatigue d'assez longues promenades, ce qui ne lui était pas arrivé depuis de longues années.

Elle nous disait elle-même : « J'étais si souffrante depuis tant d'années, si dégoûtée de la vie, que je voyais venir la mort comme une délivrance. Aujourd'hui je me sens renaître et suis heureuse de vivre. »

Huit années se sont écoulées depuis cette époque et à chaque saison la malade est venue faire des séances de plus en plus espacées, plutôt à titre de précaution. La saison dernière, elle s'en est même complètement abstenue, et son état de santé s'est maintenu aussi bon que possible.

Observation II. — M. B..., âgé de 41 ans, nous fut adressé par le Dr Girod, de Saint-Chamond, pour des douleurs rhumatismales généralisées, et il se présenta à notre cabinet le 26 décembre 1910.

Ce malade avait l'habitude de chasser beaucoup dans les marais, et, en 1907, il fut pris de violentes douleurs accompagnées de tuméfaction aux genoux et aux pieds.

Au moment de notre examen, les articulations ne présentent pas de gonflement, mais la marche n'en était pas moins difficile et douloureuse, et le malade se plaignait d'un grand état de faiblesse et d'oppression à la marche. Les contractions cardiaques étaient faibles, souvent irrégulières, et la tension artérielle (13 cm.) était bien au-dessous de la normale ; enfin l'oscillomètre de Pachon mesurait seulement une amplitude d'une division.

Le traitement par le lit condensateur, commencé immédiatement, amena très rapidement une amélioration notable, et cette amélioration s'accentua au point que, après une trentaine de séances, les douleurs rhumatismales ainsi que l'oppression avaient complètement disparu, et que le malade, se considérant comme entièrement guéri, retourna à ses affaires. La tension artérielle était remontée à 15 cm., et l'amplitude des oscillations était de 3 divisions.

Observation III. — Nous croyons intéressant de transcrire ici une petite note que nous venons de recevoir du Dr Vannier, de Rouen, concernant un de ses malades : « M. L. atteint d'insuffisance mitrale d'origine artérielle (suivant le diagnostic de M. Huchard il y a quelques années) est actuellement en asystolie subaiguë. Depuis 9 mois mon malade passe son temps dans la chambre, au lit ou sur un fauteuil, avec de l'œdème des jambes et des cuisses. Un foie gros, débordant, un cœur énorme, la pointe déjetée en dehors vers l'aisselle ; oppression. La stase veineuse est énorme partout.

Le 18 avril dernier, *après avoir refusé de mettre mon malade en traitement par les courants de haute fréquence*, je me laisse tenter, sur la foi de votre rapport au congrès de Rome de 1907, et voici le résultat : le 18 avril la tension est :

Avant la séance	max :	13	min :	11	(c'est à peine si
à la 5e	—	16	—	13	l'aiguille oscille)
à la 10e	—	17	—	12	
à la 40e	—	16	—	11 1/2	

Ce qui est remarquable dans cette observation, c'est le *mieux-être* ressenti par le malade pendant les 20 premières séances.

Deux faits aussi doivent être relevés : 1° l'écart obtenu immédiatement par le traitement entre les deux tensions max. et minima, de 2 il passe à 4 1/2 ; 2° la tonicité cardiaque obtenue soit par l'action directe sur le myocarde, soit plutôt, ainsi que vous le dites, par action indirecte sur la circulation périphérique.

« L'impulsion du cœur se manifeste par des oscillations de l'aiguille beaucoup plus accentuées ; toutefois le malade est bien trop avancé pour que j'en puisse espérer mieux. »

Cœur gras.

Observation I. — Mme B..., âgée de 82 ans, nous fut adressée le 8 mai 1910, pour des troubles de la circulation et artério-sclérose.

Cette malade a été fréquemment atteinte, dans le cours de sa longue existence, de manifestations goutteuses, et les phénomènes aujourd'hui observés nous ont fait penser à une stéatose cardiaque progressive et datant déjà de longues années.

On constate, en effet, un état de parésie du cœur,

de la dyspnée, les bruits normaux sont sourds, comme éloignés ; parfois on entend un bruit de galop ; le pouls est souvent intermittent et ralenti. Il y a de la cyanose des extrémités en même temps qu'une grande sensation générale de froid contre laquelle la malade se défend de son mieux en se couvrant d'une façon excessive.

Nous fîmes des séances quotidiennes de lit condensateur, et la malade ne tarda pas à en éprouver un réel bien-être : moins d'oppression, plus de résistance au froid, plus de vitalité. Elle est revenue cette dernière saison, et elle a fait encore une vingtaine de séances, avec un résultat aussi heureux que la saison précédente.

Nous ne prétendons certes pas que ces deux traitements, forts courts, aient pu modifier en quoi que ce soit l'état constitutif du myocarde ; mais l'action vaso-dilatatrice des courants de haute fréquence, en facilitant la circulation périphérique, a certainement diminué la résistance vasculaire, de sorte que le cœur, ayant un effort moins grand à donner, a pu se relever, jusqu'à un certain point, et reprendre de son activité fonctionnelle. Quoi qu'il en soit, l'amélioration a été très notable, ainsi que l'ont constaté, à la fois, le médecin traitant et l'entourage de la malade.

Observation II. — Mme D. M..., âgée de 70 ans, nous fut adressée par le Dr Philippe, de Paris, ancien interne des Hôpitaux, avec les indications suivantes, très succinctes, mais fort claires et précises :

Cœur graisseux, palpitations, arythmie. Congestions pulmonaires fréquentes. Œdème léger des jambes; dyspnée, au moindre effort, rendant la marche impossible. »

Cette malade s'est présentée chez nous le 14 mars dernier (1912). En outre des symptômes signalés par notre confrère nous avons constaté une tension artérielle élevée (20 cm.) et le pouls présentait des oscillations faibles et très irrégulières. Les artères radiales étaient sclérosées et l'on constatait aux genoux, aux pieds et aux mains, un état cyanotique très prononcé accompagné de tuméfaction et de sensation de froid. Du reste, la malade est très frileuse et vêtue à l'excès.

Dès la première application, il lui sembla, sans toutefois oser y croire, qu'elle éprouvait un certain bien-être, mais au bout de 3 ou 4 séances ce bien-être s'accentua au point de n'en plus pouvoir douter; la respiration devint plus facile, et la tuméfaction ainsi que la cyanose disparurent bientôt complètement, d'abord aux mains, puis aux genoux et aux pieds. La sensibilité au froid devint de moins en moins vive, de sorte que la malade put se débarrasser assez rapidement des vêtements supplémentaires qui la surchargeaient.

Elle a eu des séances à peu près quotidiennes pendant le premier mois, puis elles furent espacées d'un jour où deux jusqu'à la fin mai, en tout 54 séances.

Aujourd'hui (20 juin 1912), la malade se porte aussi bien que possible, et alors que depuis 4 années elle ne pouvait que péniblement faire quelques pas appuyée sur le bras de sa femme de chambre, elle fait des promenades de 2 ou 3 kilomètres et monte plusieurs étages sans éprouver la moindre oppression ni la moindre fatigue.

Aussi ses enfants et tout son entourage sont-ils émerveillés de voir cette vieille dame, naguère presque impotente, se mouvoir, faire des visites, aller même au théâtre, sans qu'il en résulte le moindre inconvénient pour sa santé.

Endocardite chronique.

Observation I. — Mme D. B..., âgée de 50 ans, avait été atteinte, vers l'âge de 30 ans, de rhumatisme articulaire aigu qui ne tarda pas à se compliquer d'infection cardiaque, ce qui fit porter le diagnostic d'endocardite infectieuse.

Remise peu à peu de cette grave maladie, qui pendant plusieurs mois avait mis sa vie en danger, il persista néanmoins des troubles fonctionnels du cœur dus à un rétrécissement aortique, et consistant en crises d'oppression, palpitations, étourdissements, insomnies, intermittence du pouls, etc.

C'est dans cet état que cette malade se présenta à notre cabinet, le 30 octobre 1907 ; et à l'auscultation nous perçûmes un bruit de souffle aortique au premier temps et à la base, qui nous confirma dans le diagnostic d'endocardite chronique déjà porté, du reste, par son médecin de Paris.

Malgré l'opposition de ce dernier, qui avait cherché à la dissuader en la menaçant des plus graves dangers, cette malade, que je connaissais depuis longtemps, ne craignit pas d'accepter le traitement que je lui proposais, sur mon affirmation que ces dangers étaient absolument imaginaires.

Nous fîmes donc, du 30 octobre 1907 au 3 février 1908, des séances quotidiennes, soit environ une centaine.

Elle n'eût pas lieu de le regretter, car, dès le début du traitement, elle constata un mieux très sensible dans son état. Elle put dormir plusieurs heures consécutives, ce qui ne lui était pas arrivé depuis nombre d'années; les palpitations, les crises d'oppression diminuèrent d'intensité et de fréquence ; enfin elle n'éprouvait plus cette sensation générale de froid qui lui était si pénible et qui l'obligeait parfois à se confiner dans sa chambre pendant plusieurs semaines consécutives.

Nous avons eu, depuis lors, de fréquentes nouvelles de cette malade qui a continué à se bien porter et qui mène une vie assez mondaine, fait de longs voyages, sans que sa santé en soit compromise.

Observation II. — Mme R..., âgée de 69 ans, nous fut adressée, le 2 avril 1912, par le Dr Révillet, pour des troubles généraux de la circulation et des douleur rhumatismales.

Elle fut atteinte, à l'âge de 43 ans, de rhumatisme articulaire aigu, et elle se souvient que, à cette époque, elle ressentit des douleurs au cœur en même temps que des crises d'oppression. Cet état s'améliora par la suite, mais jusqu'à un certain point, car depuis lors elle eut toujours la respiration difficile, et elle fut fréquemment sujette à contracter des bronchites.

Au moment où elle se présente à notre cabinet, la malade est haletante, et elle est obligée de se reposer quelques instants avant qu'il soit possible de procéder à son examen.

La face est cyanosée, les mains froides, tuméfiées, douloureuses; les articulations sont même légèrement déformées; enfin la malade accuse une grande sensation générale de froid. Le cœur présente au premier temps un léger souffle aortique, les artères sont dures, sclérosées, enfin la tension artérielle est de 23.

Nous faisons 30 séances consécutives, du 2 avril au 1er mai, puis une séance tous les deux jours, en tout 40 séances.

La malade, qui dès, le début du traitement, avait éprouvé une amélioration notable, a vu sa santé se rétablir très rapidement; à la fin du traitement, il n'y a plus d'oppression : elle peut marcher, monter des étages sans le moindre essoufflement. Les douleurs ont complètement disparu, ainsi que la déformation des doigts et la cyanose; les artères radiales sont beaucoup moins dures et la tension artérielle est descendue à 17. Enfin on ne perçoit plus le souffle aortique très manifeste qui existait avant le traitement.

Tachycardie.

Il y a un an, à la section d'électrothérapie de l'Association pour l'avancement des sciences, nous avons fait une communication sur le traitement de la maladie de Basedow par les courants de haute fréquence, et nous avons rapporté l'observation d'une jeune institutrice atteinte de cette affection et qui présentait une tachycardie telle que l'on avait de la peine à compter le nombre des pulsations, celles-ci dépassant le chiffre de 180.

Nous appliquâmes le traitement par les courants de haute fréquence, et cette malade, que nous avons revue encore tout récemment, a été et est restée guérie non seulement de l'exophtalmie et de l'hypertrophie tyroïdienne, mais aussi de la tachycardie, puisque l'on ne compte plus guère que 90 pulsations.

Nous avons vu un cas analogue, quoique moins intense, que nous avons soigné de la même façon et avec un résultat aussi heureux.

Il s'agit d'une dame, âgée de 34 ans, qui nous fut adressée par le Dr Sauvage, le 22 février 1909.

Cette malade, à la suite de surmenage à la fois physique et moral occasionné par de grands chagrins domestiques, avait perdu tout sommeil depuis plus de 3 ans et elle était fréquemment sujette à des crises paroxystiques de tachycardie qui s'accompagnaient de vertiges et provoquaient même parfois des syncopes.

Nous avions pensé tout d'abord que nous nous trouvions en présence d'une tachycardie essentielle, mais un examen plus approfondi nous permit de reconnaître un gonflement thyroïdien du côté droit; toutefois les yeux, ne présentaient pas de saillie.

Nous fîmes des séances quotidiennes de lit condensateur du 22 février au 12 mars, époque à laquelle une fièvre grippale obligea la malade à suspendre son traitement pendant plus de 15 jours. Elle revint le 31 mars, et nous fûmes heureux de constater que les pulsations étaient beaucoup moins nombreuses, n'atteignant plus que le chiffre de 85, alors qu'elles étaient de 120 au début. En outre, la grosseur thyroïdienne avait notablement diminué.

Nous continuâmes le traitement pendant tout le mois d'avril, à raison de 3 séances par semaine, et, au bout de ce temps, la tumeur était à peine apparente, les pulsations n'étaient plus qu'au nombre de 70, et la malade pouvait dormir pendant la plus grande partie de la nuit.

Quoiqu'il n'y ait pas lieu de considérer ces deux cas de tachycardie comme symptomatiques d'une maladie du cœur, puisqu'ils appartenaient à la trilogie de la maladie de Basedow, nous avons cru cependant utile de les rapporter succinctement, les heureux résultats obtenus nous faisant espérer qu'il en serait de même dans le cas où cette tachycardie serait symptomatique d'une affection cardiaque.

Anévrysme aortique.

Observation I. — Le 11 mars 1909, le Dr Chuquet nous amena un de ses malades, M. J..., âgé de 48 ans, qui présentait une ectasie aortique très volumineuse, avec phénomènes d'oppression et parfois de suffocation.

Nous appliquâmes quotidiennement les courants de haute fréquence, et, dès les premières séances, ces phénomènes présentèrent moins d'intensité et le malade respirait plus facilement.

Malheureusement il ne voulut jamais consentir à garder le repos que nous lui avions conseillé, d'autant moins que ses deux fils étant venus passer auprès de lui les vacances de Pâques, il tenait à les accompagner le plus possible dans leurs promenades.

Soit pour cette cause, soit parce que la maladie était trop avancée, la légère amélioration que nous avions observée ne persista pas et nous apprîmes que le malade était mort quelques semaines après son retour chez lui, non point subitement, mais après de longues et angoissantes souffrances.

Observation II. — L'année suivante, en novembre 1910, notre fils, qui remplissait alors les fonctions de chef de service d'électrothérapie et de radiologie dans le service du professeur Teissier, de Lyon, et qui savait l'intérêt que nous portions à l'étude du traitement de l'ectasie aortique par les courants de haute fréquence, nous envoya une des malades de ce service atteinte de cette affection.

Cette malade était âgée de 34 ans, et il y avait déjà plus de 5 années que le diagnostic d'anévrysme de l'aorte avait été porté. Notre fils, qui avait fait à plusieurs reprises l'orthodiagramme de la poche anévrysmale, avait constaté qu'elle allait en se développant de plus en plus, en même temps que les phénomènes subjectifs s'accentuaient davange.

Lorsque cette malade se présenta à nous, le 13 décembre 1910, nous constatâmes d'abord une dyspnée très marquée qui rendait sa parole saccadée; elle se plaignait de céphalées continues avec crises paroxystiques intenses et fréquentes qui l'empêchaient de dormir pendant plus d'une heure consécutive. On constatait, au niveau de la fourchette du sternum, une tumeur pulsatile très manifeste, dont les pulsations succédaient presque immédiatement au choc de la pointe du cœur, et présentait un frémissement vibratoire caractéristique. La tension artérielle était extrêmement élevée et marquait 29 au sphygmo-oscillomètre de Pachon. Enfin, la malade accusait une grande sensation de froid aux extrémités inférieures, qu'elle ne parvenait pas à réchauffer.

Nous fîmes des séances quotidiennes et souvent biquotidiennes de lit condensateur, et les phénomènes subjectifs ne tardèrent pas à s'amender peu à peu. Les crises de cépahalée s'espacèrent et devinrent moins intenses, enfin la malade pouvait dormir la plus grande partie de la nuit.

Elle dut retourner à Lyon le 1er février, après 2 mois

et demi de traitement, et son état s'était considérablement amélioré : peu d'oppression, circulation générale meilleure, rarement froid aux pieds, enfin, la tension artérielle, quoique encore fort élevée, était descendue à 24. L'examen radioscopique, pratiqué dès son retour à Lyon, permit de constater que non seulement l'ombre anévrysmale n'avait pas augmenté d'étendue, mais qu'elle avait même quelque peu diminué.

Encouragée par ce résultat, la malade nous avait promis de revenir 2 mois après pour reprendre le traitement; mais elle en fut détournée et on lui conseilla d'aller faire une saison à Royat. Nous apprîmes qu'elle avait succombé subitement au mois de septembre suivant par suite de la rupture de son anévrysme.

Observation III. — Au commencement de novembre 1910, le Dr Rondeau nous pria d'examiner une de ses parentes, Mme R..., âgée de 45 ans, qui, depuis quelques mois se plaignait de douleurs assez vives dans la région cardiaque, accompagnées de céphalées, insomnie, crises d'oppression. Les douleurs n'étaient pas seulement limitées au niveau du cœur, elles s'irradiaient assez fréquemment jusque dans l'épaule et le bras gauches; la tension artérielle était de 23 cm.

Le diagnostic d'ectasie aortique, porté par le Dr Rondeau lui-même, fut confirmé par notre examen propre, et nous instituâmes aussitôt le traitement par les courants de haute fréquence. Nous fîmes d'abord une douzaine de séances quotidiennes, puis, la malade se trouvant mieux, nous les espaçâmes de plus en plus, trois fois, deux fois, enfin une fois environ par semaine, jusqu'au mois d'avril 1911, époque à laquelle nous cessâmes tout traitement.

Plus d'une année s'est écoulée depuis cette époque, et la malade continue à se bien porter; et si parfois elle ressent quelque douleur, soit à la tête, soit au niveau du cœur, une ou deux séances suffisent pour l'en débarrasser.

Maladie bleue (Cyanose généralisée).

En février 1909, une dame à qui nous faisions suivre un traitement pour des manifestations arthritiques nous amena sa fillette, âgée de 4 ans, nous demandant si le traitement pourrait lui convenir.

Cette enfant se plaignait, en effet, d'avoir constamment froid, et quoiqu'elle fût très chaudement vêtue, chaussée et gantée, elle ne parvenait pas à se réchauffer. Il y avait non seulement une cyanose très prononcée de la face, des mains et des pieds, mais même du tronc, qui présentait comme un aspect marbré. Cet état datait des premiers mois qui avaient suivi la naissance, mais il s'accentuait toujours de plus en plus, à mesure que l'enfant prenait de l'âge.

L'auscultation du cœur, assez difficile à cause

de la résistance de l'enfant, ne décelait rien d'anormal; la respiration était généralement assez pénible, et la petite malade était très fréquemment atteinte de bronchite.

Nous fîmes d'abord des séances très courtes de lit condensateur, avec un courant de 150 MMa; mais bientôt, voyant que l'enfant n'en était nullement incommodée, la durée des séances fut portée à 10 minutes avec 400 MMa.

Il y eut 36 séances du 22 février au 8 avril, qui produisirent un excellent résultat. La cyanose diminua considérablement, l'enfant respirait mieux et ne toussait plus que rarement.

Elle vint, la saison suivante, à la fin de novembre, et son état s'était encore amélioré; elle n'avait pas eu la moindre bronchite depuis son départ, néanmoins il y avait encore un peu de cyanose et de sensation de froid aux extrémités. Nous fîmes environ 3 séances par semaine, soit une cinquantaine de fin novembre au commencement de mars. A cette époque, toute trace de cyanose ainsi que la sensibilité au froid avaient complètement disparu.

Deux années se sont écoulées depuis cette époque, et la santé de la fillette s'est toujours maintenue en bon état.

Pouls lent permanent (maladie de Stokes-Adams).

Le 7 décembre 1910, le Dr Carr nous amena un de ses malades, M. H..., âgé de 70 ans, ancien colonel dans l'armée des Etats-Unis, pour des troubles de la circulation datant de plusieurs années.

Ce malade, qui avait toujours joui d'une excellente santé, avait été pris, 3 ans auparavant, d'une attaque de goutte aux genoux et aux pieds qui l'avait tenu à la chambre pendant 3 semaines.

Une nouvelle attaque, survenue 2 ans plus tard, fut un peu plus longue et plus douloureuse, et, depuis cette époque, le malade est atteint assez fréquemment de douleurs et gonflement des mêmes articulations, mais sans être cependant obligé de s'aliter.

Toutefois le malade se plaint d'un affaiblissement général, il a des vertiges, ses jambes fléchissent, et s'il n'était retenu, il ne pourrait s'empêcher de tomber. Même il a eu, 2 ou 3 fois, des syncopes, mais de courte durée. Il est oppressé, très sensible au froid; la face et les mains présentent un certain degré de cyanose.

Les artères sont dures et le sphygmomanomètre de Pachon décèle une tension sanguine de 25 cm. Enfin, les pulsations, tout en étant régulières, sont très lentes et ne dépassent pas le nombre de 26 à la minute.

Evidemment nous nous trouvons en présence de l'affection désignée sous le nom de pouls lent permanent. Mais quelle en est l'étiologie?

Etant donnée l'élévation considérable de la tension artérielle, on ne pouvait l'attribuer à une insuffisance cardiaque, d'autant moins que l'oscillomètre mesurait 7 divisions. Il s'agissait donc bien, dans ce cas, d'une irrigation insuffisante des noyaux bulbaires, ainsi que l'a établi Charcot, par suite d'altérations vasculaires et en particuculier par artériosclérose cérébrale.

Nous commençâmes donc aussitôt le traitement par des séances quotidiennes de lit condensateur, sans interruption du 7 au 31 décembre; puis une légère indisposition obligea le malade à garder le repos à la chambre pendant une semaine. Il revint le 8 janvier 1911, et nous eûmes l'agréable surprise de constater que non seulement les artères radiales avaient perdu de leur dureté, mais aussi que le nombre des pulsations s'était élevé à 48.

Nous continuâmes le traitement à raison de

3 séances par semaine pendant le mois de janvier et jusqu'au 20 février, époque à laquelle notre malade, se considérant comme guéri, résolut d'accompagner sa fille dans un voyage en Italie.

Et de fait, à ce moment, toute trace de cyanose avait disparu, la respiration était bonne, les forces générales étaient revenues au point que le malade pouvait faire sans fatigue des promenades de 2 ou 3 kilomètres. Plus de vertiges, plus de tendance à la syncope, et, point important, le nombre des pulsations par minute s'était élevé à 66 ou 68.

Cette amélioration a persisté puisque, deux mois plus tard, à la date du 16 avril, nous recevions une lettre d'un médecin anglais exerçant à Florence, le Dr PARK, nous disant : « Vous avez donné vos soins, l'hiver dernier, à un de mes vieux amis, le colonel H..., et cela avec un résultat si extraordinaire que je serais extrêmement désireux de connaître le mode de traitement que vous lui avez appliqué, me proposant, le cas échéant, d'engager certains de mes malades à aller se confier à vos soins. »

Maladie d'Addison. (Maladie Bronzée.)

Dans le courant de juin 1910, à notre passage à Bourg, nous fûmes prié par un de nos amis, maire de cette ville, d'examiner une de ses parentes qui était chez lui depuis plusieurs semaines, et qui souffrait tellement de douleurs rhumatismales qu'il lui était impossible de faire le moindre mouvement. Nous nous rendîmes donc auprès d'elle, et ce qui nous frappa tout d'abord, ce fut un état très prononcé de mélanodermie généralisée.

La malade était étendue sur une chaise longue, le visage souffreteux, et semblant désespérer de son état. Manque absolu d'appétit, vomissements fréquents, grand état de faiblesse au point qu'on devait la porter de son lit à la chaise longue. Sensation générale de froid. Enfin le pied droit était tuméfié, œdématié, et extrêmement douloureux au point de priver la malade de tout sommeil.

Le diagnostic de maladie d'Addison n'était nullement douteux, et considérant que cette maladie avait sa cause essentielle dans les troubles vaso-moteurs, nous engageâmes vivement la malade à suivre un traitement par les courants de haute fréquence sous la direction du Dr Louis, qui pratique dans cette ville.

Elle ne parut d'abord pas bien convaincue, et nous devons convenir que le Dr Louis lui-même ne l'était guère plus qu'elle.

Néanmoins, sur notre insistance, le traitement fut commencé quelques jours après, et nous apprîmes, à notre grande satisfaction, que les heureux résultats de ce traitement ne s'étaient pas longtemps fait attendre, et que la malade allait infiniment mieux.

Nous écrivîmes il y a quelques jours au Dr Louis pour le prier de nous donner quelques notes sur l'observation de cette malade, et nous ne saurions mieux faire que de transcrire tout au long sa réponse datée du 5 juin 1912 :

« Ne retrouvant pas les notes que j'avais prises sur le cas de notre malade, et ne voulant pas vous faire attendre plus longtemps, je vous envoie le résumé de mon observation.

« J'ai vu pour la première fois Mme G... en juillet 1910. Etat général très précaire, amaigrissement, asthénie, mélanodermie généralisée. Le diagnostic de maladie d'Addison est porté.

« La malade est complètement immobilisée

par des douleurs aiguës localisées au pied gauche. Poumons suspects.

« Aux extrémités on constate de la cyanose, du refroidissement périphérique, de l'hyperhydrose. Le pied gauche surtout présente ces troubles vaso-moteurs et sécrétoires à l'extrême. On constate aussi sur ce pied de l'anesthésie à la piqûre, et de la thermo-analgésie. En revanche, le simple contact, même l'effleurement provoquent une douleur extrêmement vive. Le pied est en équinisme, le genou légèrement fléchi, l'extension du membre est impossible.

« Sur votre conseil je commence un traitement par le lit condensateur : séances de 10 minutes de durée, chaque jour d'abord, puis 3 fois par semaine, pendant 5 mois. La séance de lit condensateur est suivie d'une application d'effluves et d'étincelles de haute fréquence sur le pied malade.

« L'amélioration a été progressive : cessation rapide des phénomènes douloureux si intenses, atténuation des troubles vaso-moteurs. La malade, dont l'état général devenait de plus en plus satisfaisant, pouvait, à la fin de ce premier traitement, rentrer chez elle à pied aidée d'une béquille, alors qu'il avait été nécessaire de la porter à sa voiture et à mon cabinet.

« Un nouveau traitement de 3 séances par semaine fut institué d'avril à juillet 1911, à la suite duquel cette dame pouvait rentrer chez elle sans l'aide d'une canne et faire d'assez longues promenades. L'état général était excellent; il ne restait plus qu'une tendance du pied gauche à l'équinisme, et une légère pigmentation qui n'était plus généralisée, mais localisée à la face antérieure du thorax.

« Je n'ai pas revu la malade depuis, mais j'ai su que son état de santé s'était maintenu satisfaisant. »

De tels résultats, obtenus si rapidement et si aisément dans des maladies considérées comme incurables et même comme mortelles à brève échéance, se passent de commentaires, et nous estimons qu'on ne saurait trop les porter à la connaissance du Corps Médical.

Le médecin, en effet, est très effrayé par la dénomination même des courants de haute fréquence et de haute tension, et il les considère comme extrêmement dangereux.

Il y a quelques mois, un médecin de Cannes nous adressa une de ses malades, atteinte de sciatique, à laquelle il nous demanda d'appliquer des courants continus, alternés avec des douches d'air chaud.

Cette malade était atteinte de cyanose généralisée : elle respirait difficilement, était très oppressée à la marche, présentait, en un mot, tous les signes extérieurs d'une affection cardiaque.

Convaincu qu'une action locale ne serait d'aucun effet, nous téléphonâmes à notre confrère pour lui proposer d'appliquer à sa malade le traitement général par les courants de haute fréquence. Il nous répondit : « Gardez-vous en bien. Vous n'avez donc pas vu l'état de son cœur ? »

Et malgré toute notre insistance et notre affirmation que c'était surtout en raison de cet état du cœur que nous estimions que le traitement était absolument indiqué, il nous déclara qu'il ne laisserait pas sa malade courir un tel danger sans l'assentiment du médecin qui la lui avait confiée.

Inutile d'ajouter que cet assentiment ne nous est jamais parvenu.

Et cependant, nous ne sommes certes plus le seul à appliquer ce mode de traitement, et beaucoup de nos collègues en ont déjà reconnu l'heureuse efficacité.

Même à l'étranger, Samuel Sloan, de Glasgow, a signalé l'influence des courants de haute fréquence sur le système cardio-vasculaire, et Horace Arnold, de Boston, a publié, en 1909, six observations de maladies du cœur compliquées d'insuffisance rénale, dans lesquelles il a obtenu une complète guérison.

Nous aurions voulu qu'une haute personnalité médicale vînt appuyer de son autorité une thérapeutique dont l'action était si rapide et si manifeste, et c'est dans ce but que, à la suite de lettres échangées avec M. le Dr HUCHARD, et publiées en mars 1909; dans *le Bulletin officiel de la Société française d'électrothérapie*, nous étions entré en relations avec cet éminent praticien, et l'avions suffisamment convaincu pour le décider à expérimenter ce traitement sur les malades de sa clinique privée. Malheureusement, la mort implacable ne lui a pas permis de mettre ce projet à exécution.

Nous le regrettons d'autant plus que nous avons la ferme confiance que le traitement par les courants de haute fréquence, appliqués sur le lit condensateur, ne bornerait pas là ses excellents effets.

Nous avons publié déjà nombre d'observations où nous avons établi l'action bienfaisante de ces courants, non seulement dans les maladies d'origine arthritique, mais dans bien d'autres affections que l'on n'a pas l'habitude de considérer comme relevant de cette diathèse, telles la maladie de Raynaud, le goître exophtalmique, etc...

Aujourd'hui notre ambition serait encore plus grande et ce n'est pas seulement dans des maladies chroniques, telles que celles que nous avons signalées, que nous voudrions voir appliquer ce traitement, mais aussi dans nombre de maladies aiguës d'origine infectieuse.

Il y a quelques années, dans un travail que nous avons présenté à la Société Française d'Electrothérapie, nous exprimions le vœu que chaque service d'Hôpital fût pourvu d'un lit condensateur. Ce vœu n'a pas encore été exaucé.

Puisse ce nouveau travail attirer l'attention de médecins ayant à leur disposition un service hospitalier, et les engager à expérimenter les courants de haute fréquence ; ils savent que eur application, faite dans des conditions convenables, ne présente pas le moindre danger.

Nous avons la conviction profonde qu'ils n'auraient pas à regretter d'avoir répondu à nos désirs.

Nous avons, dans nos observations, deux cas de fièvre paludéenne contractée, l'une en Cochinchine, l'autre à Madagascar, sur lesquelles ni la quinine, ni l'arsenic n'avaient plus aucun effet, que nous avons pu guérir avec un nombre relativement court de séances. Pourquoi n'en serait-il pas de même pour d'autres maladies infectieuses ?

Les courants de haute fréquence, en activant la circulation périphérique, n'augmentent-ils pas les sécrétions, le travail physiologique des organes d'élimination ?

Cela nous paraît logique : puissent leurs recherches cliniques venir confirmer ces espérances !

DU MÊME AUTEUR

Des applications chirurgicales de l'Electricité. — Leçons du Dr Onimus, recueillies par E. Bonnefoy (*Progrès Médical*, 1874).

Observation d'un cas d'amaurose hystérique (*Mouvement Médical*, mai 1874).

Des troubles de la vision dans l'hystérie, 1874.

Traité pratique d'électrothérapie (d'après les travaux et les leçons du Dr Onimus). G. Masson, 1876.

De l'insomnie et de son traitement par l'électricité statique (*Cannes Médical*, février 1903).

Quelques observations d'insomnie rebelle traitée et guérie par la franklinisation (*Archives d'Electricité Médicale*, mai 1903).

Action des courants de haute fréquence dans un cas de lithiase biliaire (Communication faite à la Société française d'Electrothérapie, 16 juillet 1903).

Etudes cliniques sur l'action thérapeutique des courants de haute fréquence et de haute tension dans les maladies par ralentissement de nutrition (*Annales d'Electrobiologie*, novembre 1903).

Etudes cliniques sur l'action thérapeutique des courants de haute fréquence dans les troubles trophiques et vasomoteurs (*Annales d'Electrobiologie*, octobre 1904).

Rapport sur l'état de l'électrothérapie en Angleterre (*Bulletin de la Société française d'Electrothérapie*, décembre 1904).

Relation de deux cas de neurasthénie grave, traités et guéris par la franklinisation (*Archives d'Electricité Médicale*, 10 février 1905).

On the effects of the high frequency currents on arteria tension (*Médical Electrology and Radiology*, novembre 1905).

Observation d'un cas double de testicule tuberculeux, traité et guéri par les effluves de haute fréquence (*Archives d'Electricité Médicale*, 10 mai 1906).

Réponse aux objections présentées au Congrès de Lyon sur l'action physiologique et thérapeutique des courants de haute fréquence (*Bulletin de la Société française d'Electrothérapie*, décembre 1906).

L'arthritisme et son traitement par les courants de haute fréquence et de haute tension (1 vol. in-8°, J.-B. Baillière et fils, 1907).

Les troubles vaso-moteurs et les trophonévroses, sur le littoral Méditerranéen (Congrès de Climatologie, 1907).

Traitement de la maladie de Raynaud par les courants de haute fréquence (*Bulletin de la Société française d'Electrothérapie*, juillet 1907).

Les courants de haute fréquence. Physiologie, thérapeutique, technique. Rapport officiel présenté au Congrès International de Physiothérapie de Rome (octobre 1907), par le Dr Bonnefoy, délégué de la Société française d'Electrothérapie).

Traitement des névralgies et des névrites par les courants de haute fréquence (*Bulletin de la Société française d'Electrothérapie*, juillet 1908).

Les Séniles (*Revue Médicale de Cannes*, avril 1909).

Lettres à M. le Dr Huchard, membre de l'Académie de Médecine, sur les courants de haute fréquence (*Bulletin de la Société française d'Electrothérapie*, mars 1909).

Nouvelles études sur le traitement des névralgies et névrites par les courants de haute fréquence (*Bulletin de la Société française d'Electothérapie*, juillet 1909).

Action des courants de haute fréquence, appliqués au moyen du lit condensateur, sur la circulation et sur la température du corps (Congrès d'Electrothérapie de Barcelonne, septembre 1910).

Lettre sur l'Action combinée de la climatothérapie et de l'électrothérapie, dans le Traitement de l'Artério-Sclérose (*Revue Médicale de Cannes*, février 1911).

Traitement du goître exophtalmique par les courants de haute fréquence (*Congrès de l'Association Française pour l'avancement des Sciences*, Dijon 1911).

Poitiers. — Imprimerie G. ROY, 7, rue Victor-Hugo.

www.ingramcontent.com/pod-product-compliance
Ingram Content Group UK Ltd.
Pitfield, Milton Keynes, MK11 3LW, UK
UKHW020429230726
13925UKWH00004B/1667

9 782019 240